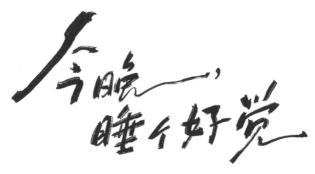

高效助眠的 5 分钟正念冥想

王晨曦 著

人民邮电出版社

北京

图书在版编目（CIP）数据

今晚，睡个好觉：高效助眠的5分钟正念冥想 / 王晨曦著. -- 北京：人民邮电出版社，2025. -- ISBN 978-7-115-66243-9

Ⅰ. R749.055-49

中国国家版本馆 CIP 数据核字第 202506WA17 号

内 容 提 要

当你深感压力、疲惫、焦虑、低落时，当你辗转不眠时，不妨随机翻开本书的一页，进入由配音演员、认证音疗师、正念冥想疗愈导师王晨曦倾心打造的疗愈空间。在山谷、星空、海洋、森林、岛屿这5个主题的疗愈空间里，你可以看到呈现美景的插画，读到抚慰心灵的小诗，更能通过扫码播放音频，听到融入自然白噪声和脑波音乐的正念引导，让你用5分钟暂时远离压力源，进入身心深度放松的状态，从而在日间或睡前充分释氛，拥有整夜好眠。本书适合生活忙碌、压力过大、情绪不佳的个体及饱受压力引发的睡眠问题困扰的个体。

◆ 著　　　　王晨曦
　　责任编辑　王若璇
　　责任印制　彭志环

◆ 人民邮电出版社出版发行　　北京市丰台区成寿寺路 11 号
　　邮编　100164　　电子邮件　315@ptpress.com.cn
　　网址　https://www.ptpress.com.cn
　　北京九天鸿程印刷有限责任公司印刷

◆ 开本：787×1092　1/32
　　印张：4.375　　　　　　　　　　　　2025 年 6 月第 1 版
　　字数：59 千字　　　　　　　　2025 年 7 月北京第 2 次印刷

定价：42.00 元

读者服务热线：(010)81055296　印装质量热线：(010)81055316
反盗版热线：(010)81055315

祝你，
今晚，睡个好觉。

专业推荐

东东枪
《读库生鲜》主编

多年前就曾有幸与王晨曦老师合作，领略她声音里那份独特的美好。那不是刻意做作的腔调，而是一种带着呼吸感、充满生命力的声音，时而如春日溪流般澄澈，时而似冬日壁炉般温暖。尤其动人的是，她的声音里始终带着一份真诚的陪伴感。在如今这个时代，这必然会越来越难能可贵，越来越值得珍惜。相信《今晚，睡个好觉》的每位读者，也一定能领略到这温柔的力量。

郎启旭
潮汐 App 创始人

和晨曦最初是通过声音认识的，没想到有一天还能"读"到她的声音。晨曦给人的感觉就和她的声音一样，治愈、平和却又充满力量，如同《今晚，睡个好觉》带给你的感觉一样。

李黎
宛平南路 600 号心理治疗师

作为心理工作者，我接触过很多在深夜里辗转反侧、难以入眠的朋友，倾听过他们的烦恼与心事。在快节奏的都市生活中，睡个好觉竟成了许多人遥不可及的奢望。

真心将晨曦的这本助眠书推荐给正被焦虑、抑郁和内心挣扎困扰而失眠的朋友。书中精心打造的山谷、星空等主题图文，配合正念冥想音频，能触碰到我们内心孤独而柔软的角落，让我们在忙碌中寻得片刻宁静。

希望你能借助这本书，在一个个 5 分钟里，抚平内心的波澜，舒缓紧绷的神经，找回优质睡眠，以饱满的精神迎接每个崭新的早晨。

Olga 姐姐
女性成长博主

晨曦与我的相识源于半分一底妆广告合作，她极具感染力的配音为广告注入了浪漫、灵动的生命力。《今晚，睡个好觉》一书中包含晨曦录制的正念冥想人声引导、编写的脑波音乐，以及从贵州、云南等地采集的非常纯净的自然白噪声。我听着她精心制作的音频，真的睡着了。很难睡个好觉的朋友，一定不要错过晨曦充满安慰与治愈的声音。希望这本书成为大家的枕边书，让它带大家天天睡个好觉。

王诗镔

医学博士

中国康复医学会精神卫生康复专业委员会青年工作组副组长

在《今晚，睡个好觉》里，晨曦基于科学正念，融合自然之声与诗意疗愈，兼顾专业性与普适性，为现代人解决睡眠困境提供了一剂温柔良方。让我们沉浸在山谷、星空等五大主题空间中，用5分钟高效的正念冥想回归当下，让身心在自然韵律中快速松弛，重获深度睡眠。这本书能为我们快节奏的生活打开一扇通往宁静之地的大门，值得珍藏。

王园园

华南师范大学心理学院教授

英国心理学会特许心理学家

当喧嚣褪去，你是否渴望坠入柔软如云絮的梦境？当压力漫过胸口，请让这本"会呼吸"的书为你按下暂停键。翻开任一页，配音艺术家、音疗师王晨曦用心织就的五大自然秘境便扑面而出——星辰坠入海浪，松针轻扫晚风，每幅治愈插画都藏着通往宁静之地的密码。这本枕边指南，能在每个被焦虑啃噬的深夜里，为我们提供最温柔的情绪急救箱。

肖海平
电影导演

《今晚，睡个好觉》中的自然主题插画和晨曦录制的疗愈人声、采集的自然白噪声，让人仿佛回到童年的美好时光，整个人宛如置身于幽静夜空之下，悠然自得，身心舒畅。晨曦的声音犹如其名，像日辰之光，拥有让人在顷刻间安定、平静的超能力，能瞬间化解所有的躁郁和不安。这本书让你与美好、治愈、温暖同在。

付星铭
动画《星有野》作者
B 站百大 UP 主

《今晚，睡个好觉》中的 5 分钟正念冥想，简单又实用，能帮我们快速放松，赶走压力。看着书里的插画和小诗，听着晨曦的声音，仿佛置身于治愈自然中。

有声的紫襟
喜马拉雅头部主播

本来我就有听一些音频助眠的习惯，当晨曦姐发我《今晚，睡个好觉》的样章时，我读了书的内容，听了附带的音频，一下子就喜欢上了这本书。作为音频行业从业者，我能感受到这本书从构思到制作的精良，以及它带来的治愈、放松。我很期待新书上市后好好享受整本书的内容！

周扬
配音演员
朗诵解说艺术家

声音艺术家王晨曦，是我的好朋友，她在做一件有意义的事。

我能想象到，她静静地端坐在话筒前，灯光照在纸面上，她用随性、优雅的声音娓娓道来。我能想象到，她提着重重的录音设备，一个人走进荒郊野外，采集大自然虫鸣草嘤时的凝神聚精。我能想象到，她在很多夜晚为一首曲子的创编彻夜难眠。

而一切的一切，都是为了让这一刻的你、我、他，安静下来，放松下来，直至从负面情绪中解脱出来，睡个好觉……

周智琛
媒体人
财新传媒副总裁、财新创意董事长

对那些睡不着、睡不好的人来说，晨曦的声音是最美的青瓷盏，盛着最治愈的甘露泉。读本好书，睡个好觉，做个好人。

自 序

　　2014年，我在尼泊尔博卡拉雪山脚下进行了一场冥想。彼时，我整个人安静下来，用心倾听自然与心底之声。现在回想，那一刻正是《今晚，睡个好觉》的起点。

　　作为执着于用声音表达内容的人，我走上了职业配音演员之路。十多年间，我通过声音诠释了众多角色与品牌，同时也在思考，声音还能创造更多价值吗？

　　结合声音艺术与正念冥想，我创建了助眠冥想自媒体"睡个好觉FM"，这是对声音更多价值的一次探索。它上线不久便收获了数十万网友的喜爱，印证了声音还拥有安抚与疗愈人心的力量。

　　我想把这一份力量，传递给更多需要的人，这本"可以听"的蓝色小书便诞生了。愿你在这本书的自然主题疗愈空间中，重获安稳的睡眠。

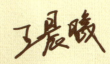

目录

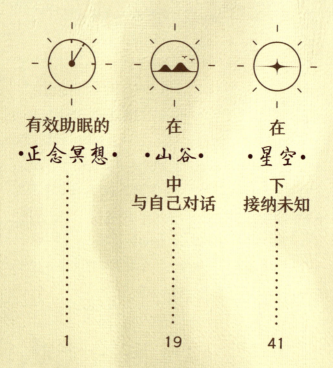

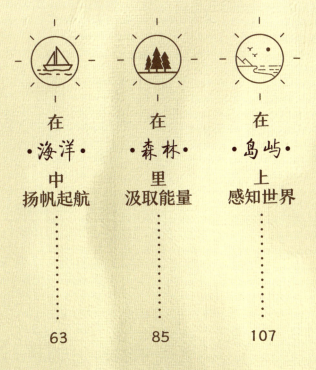

有效助眠的

·正念冥想·

☀ 正念冥想，助你睡个好觉

在快节奏的现代生活中，正念冥想会为我们打开一扇通往宁静之地的门。当我们闭上双眼，专注于自身的呼吸或一个简单的意象时，肌肉不再紧张，神经得到舒缓，紧绷的身体从忙碌和压力的泥沼中暂时挣脱，逐渐松弛下来，得以为接下来的工作或生活积攒能量。在这个过程中，我们的注意力聚焦于当下，大脑逐渐习惯于专注，当我们再回到日常事务中时，专注力得到提升，效率更高。

在这段时间里，我们还能进行内在探索，与内心深度对话，觉察自己的情绪：无论是埋藏在心底的焦虑、愤怒，还是不经意间被忽视的平静、喜悦。这种觉察帮助我们深入理解自己的情绪模式和思维习惯，清晰认识自己的内心世界，进而在面对外界的刺激时更好地管理情绪、认知自我。例如，遇到挫折时，不再是本能地愤怒或沮丧，而能以一种更为平和、理性的态度去应对。

在日间进行正念冥想，能及时释放身心压力，避免压力积累并影响夜间睡眠。在睡前进行正念冥想，能驱散一天的纷扰思绪，进一步放松大脑和身体，让身心获得平静感，更容易进入睡眠状态，获得高质量的睡眠，从而使大脑和身体在夜间得到更好的恢复。因此，在日间和睡前进行正念冥想，能有效帮助我们改善睡眠状况，摆脱失眠困扰。

■ 苹果公司创始人史蒂夫·乔布斯从青年时期就开始接触正念冥想，并前往印度深入学习相关知识和方法。他常在办公室中进行短暂的正念冥想，让自己进入更富创造力的状态，同时清除杂念，专注于真正重要的事情。

■ 美国篮球明星科比·布莱恩特在职业生涯后期面临伤病和竞技状态保持的双重挑战。在那时，他开始将正念冥想纳入日常训练。他每天会在清晨或训练间隙，找一个安静的角落进行短暂的正念冥想。在2013年跟腱断裂后的康复期间，正念冥想帮助他保持乐观的心态，克服伤病带来的心理阴影，并积极恢复身体机能，从而在伤愈复出后仍具备较高的竞技水平。

■ 全球享有盛名的桥水基金创始人瑞·达利欧坚持正念冥想40余年。他每天都会专门安排时间进行正念冥想，帮助自己整理思绪，从而使自己在面临重大投资决策和复杂的市场变化时能保持冷静、客观的心态，做出更为准确的投资决策。

☼ 为正念冥想做好心理准备

●放下期望

不要抱有过高的期望，如立刻获得内心的平静、解决所有问题或获得非凡的体验。正念冥想带来的改变是一个渐进的过程，每个人的情况都不同。告诉自己，只需以开放的心态去尝试，不预设任何特定的结果。

●保持耐心

理解自己可能不会在第一次尝试时就得到很好的体验和明显的效果。培养耐心，允许自己在过程中出现思绪频繁游走、难以集中注意力等情况。把正念冥想看作长期的自我探索和成长的方式，而不是追求即时满足的工具。

●尝试接纳

告诉自己，在正念冥想中，无论自己出现什么样的情绪、想法或感受，都要试着去接纳，而不带有任何评判。这些情绪、想法或感受都代表当下的自己，能帮助我们更好地了解自己。

●放下负面情绪

如果具有负面情绪，尝试深呼吸几次，告诉自己现在正是放下它们的时候。提醒自己正念冥想能带来安全的空间，让自己暂时远离外界的压力和困扰。不要担心自己做得不好，只要尽力而为，专注于当下的体验即可。

☼ 通过呼吸控制，抵达舒适之境

在正念冥想中，呼吸控制非常重要。它是一个明确的"锚点"，帮助我们关注细微之处，关注身体的细节变化。跟随呼吸，我们可以更好地抵达想象中的让身体处于舒适状态的秘境。在进行正念冥想时，推荐使用腹式呼吸。

●腹式呼吸

1. **准备姿势**：舒适地坐着或躺着，放松身体，让身体处于自然、不紧绷的状态。

2. **进行呼吸**：闭上眼睛，将一只手放在腹部，另一只手放在胸部；用鼻子慢慢吸气，放在腹部的手随着腹部的隆起而上升；用嘴巴慢慢呼气，放在腹部的手会随着腹部的收缩而下降；全程放在胸部的手尽量保持不动。

3. **调控节奏**：通常，将吸气时间调控为4~6秒，呼气时间调控为6~8秒；可以在心里默默数数，帮助控制呼吸节奏。

■ 腹式呼吸对健康的好处很多，可以在日常生活中经常进行练习。首先，腹式呼吸可以改善呼吸系统的功能，提高肺活量，使更多的氧气进入肺部，提高氧气的利用率，还有助于排出肺部的浊气，减少呼吸道疾病的发生。其次，腹式呼吸更利于激活身体的放松反应，降低身体的紧张程度，缓解压力和焦虑，还有助于调节神经系统，使心情更加平静、愉悦。最后，腹式呼吸能激活、锻炼腹部肌肉，增强核心肌群的力量，帮助改善身体的姿势和平衡能力。

刚开始进行正念冥想时，将注意力聚焦在呼吸上可能并不容易，思维可能会不断地飘走，这是正常的。要有耐心，不断地将注意力拉回到呼吸上。随着时间的推移和不断练习，你会越来越专注于呼吸，从而进入更深层次的正念冥想状态。

☼ 借助自我觉察，露出本真

●觉察身体感受

随着呼吸，留意身体各个部位的感觉，是否存在紧张、疼痛、麻木等。不要试图改变这些感觉，只是单纯地观察它们，以平和的心态接纳它们。

●觉察情绪与思维

注意内心的情绪变化，是否有悲伤、焦虑、愤怒等情绪浮现。同时，留意脑海中的思维活动，不要被它们牵着走，而是像旁观者一样看着它们来来去去。压力的来源可能隐藏在这些情绪和思维背后，通过觉察可以逐渐揭露它们。

●进行深入探索

觉察到压力的来源时，不要逃避，试着深入探索它的根源。问问自己，这种压力是从哪里来的？是过去的经历、当前的压力，还是对未来的担忧？以开放和诚实的态度面对自己的内心。

●接纳与释放

无论觉察到什么，都要学会接纳。接纳负面情绪也是人生的一部分，每个人都会经历。可以在心中对自己说："我接纳一切，它是我的一部分。"同时，尝试将压力释放出去，想象它们随着呼吸离开身体。

☀ 理解身体的感觉

在正念冥想的过程中，我们需要放下评判，不要因为身体的感觉不符合自己的预期，就立刻否定它们或试图改变它们。告诉自己，每一种感觉都是当下身体真实的反应，没有好坏之分。例如，当你感到腿部有些麻痒时，不要马上觉得这是不好的，而要告诉自己，这只是身体此刻的一种状态。

以接纳的心态对待身体的感觉，把正念冥想看作一次对身体的探索之旅。无论身体出现什么样的感觉，都以开放的心态去迎接和体验。如果感到身体某个部位有疼痛的感觉，不要抗拒，而是轻轻地去感受疼痛的位置、性质和程度，尝试理解身体通过这种感觉在传递什么信息。

理解身体的感觉需要时间和耐心。不要期望在一次正念冥想中就能完全理解身体的所有信号。持续地进行正念冥想练习，随着时间的推移，你会越来越熟悉自己的身体，自然而然地更能理解和接纳身体的感觉。坚持每天进行正念冥想，逐渐培养与身体的连接和信任。

在进行正念冥想时，将呼吸与对身体感受的觉察相结合。吸气时，想象气体充满整个身体，感受身体的微微膨胀；呼气时，想象所有的紧张和不适都随着气体排出体外，感受身体的轻盈、放松。这样有助于增强对身体感觉的敏感度和信任度。

☀ 解决常见的问题

●解决"注意力分散"的问题

在正念冥想过程中，我们可能会回忆起过去的事情、想起未完成的工作或担忧未来，思绪很容易飘走。当发现注意力分散时，不要急躁，可以将思绪拉回当下的"锚点"上，如呼吸或身体感觉。

●解决"身体不舒服"的问题

有些人在正念冥想时可能会感到身体不舒服，如腿部麻木、背部疼痛等，这可能由姿势不正确或长时间保持一个姿势导致。在开始正念冥想前，可以适当调整坐垫的摆放或椅子的高度等，确保自己处于舒适的姿势中。在正念冥想过程中，一旦出现身体不适，可以稍微活动一下身体，但要尽量保持平静的心态。

●解决"不知如何评判进展"的问题

正念冥想带来的是一种内在的体验，因此，很难用具体的标准来衡量自身的进展。有些人会感到困惑，不知道自己是否在正确的道路上。可以通过记录自己的感受和体验，与专业导师、专业社群里的朋友进行交流的方式，来更好地了解自己的进展。

☀ 在工作间隙进行正念冥想的建议

●选择合适的时间

选择一个相对安静、不会被频繁打扰的时段进行正念冥想。例如，午休时间、会议间隙或完成一项重要任务后。尽量避免在临近截止日期或工作特别繁忙时进行正念冥想，以免徒增压力。

●寻找合适的地点

寻找一个安静、舒适的地方进行正念冥想。如果有独立的办公室，可以关上门，创造一个安静的空间。如果没有，可以选择会议室、休息区或户外的安静角落，也可以使用降噪耳机来屏蔽外界噪声。

●设定合适的时长

在工作间隙，用于正念冥想的时间可能有限，可以设定一个较短的时长，5分钟就非常合适。本书提供的辅助进行正念冥想的音频时长就是5分钟左右。跟随音频的引导，你会更加专注。

●养成习惯

将正念冥想纳入日常的工作习惯中，可以帮助你更好地应对工作中的压力和挑战。每天可以在固定的时间进行正念冥想，也可以在工作间隙根据自己的需要进行正念冥想。持续的练习才能带来更好的体验。养成正念冥想习惯，逐渐培养自己的专注力，找回平静的内心。

☼ 在夜晚睡前进行正念冥想的建议

●打造舒适的睡眠空间

舒适的睡眠空间可以促进身心放松，让人更容易进入深度睡眠状态。同时，打造舒适的睡眠角落也是一种关爱、照顾自我的方式，有助于缓解日常压力，提升生活幸福感。可从以下几方面入手，改善睡眠空间。

1. 光线

确保睡眠空间尽可能黑暗。黑暗的环境有助于人体分泌褪黑素，促进睡眠。可以使用遮光性良好的窗帘，并安装窗帘导轨，使窗帘能够紧密贴合窗户，减少漏光。同时，可以在床头放置一盏光线柔和的小夜灯，方便起夜时使用，避免强光刺激眼睛。建议选择发出暖黄色光的小夜灯，这会给人带来温馨、舒适的感觉。

2. 声音

确保睡眠空间尽可能安静，减少噪声干扰。可以使用隔音耳塞或安装隔音窗户。如果难以消除外界噪声，可以借助白噪声机播放海浪声、雨声等自然声音，掩盖其他噪声，帮助放松身心。此外，避免在睡前大声喧哗或听嘈杂的音乐。

3. 温度和湿度

将睡眠空间的温度控制在18℃到24℃，可以使用空调、风扇或取暖器等设备调节温度；湿度控制在40%到60%，可以使用加湿器或除湿器等设备来调节湿度。适宜的温度和湿度能让身体感到舒适，有助于提高睡眠质量。

4. 气味

可以在睡眠空间放置薰衣草、檀香等味道的香薰。它们散发出的气味有助于舒缓情绪，放松身心，促进睡眠。

5. 床上用品

使用柔软、舒适的床上用品，如棉质的床单、被套和枕套。它们能让身体得到更好的放松，提高睡眠的舒适度。床垫要选择符合自己身体需求的，过硬或过软的床垫都可能影响睡眠质量。根据自己的喜好选择合适的枕头，如记忆棉枕头、荞麦枕头等，以支撑颈部，保持颈椎的自然曲度。

6. 色彩

睡眠空间整体应使用浅蓝色、淡粉色、米色等颜色。这些颜色能给人带来放松、平静的感觉。避免使用过于鲜艳或刺眼的颜色，以免刺激大脑，影响睡眠。可以通过更换墙面、床上用品、窗帘等的颜色的方式来营造适合睡眠的色彩氛围。

●使用舒适的正念冥想姿势

推荐直接平躺在床上进行正念冥想，在过程中睡着了也没关系。也可以选择侧躺在床上或坐在床上，一切随自己的喜好，重要的是让自己感觉舒适。

1. 平躺

平躺在床上，双腿伸直，双脚自然分开。双手放在身体两侧，掌心向上。可以在头部下方垫一个枕头，以保持颈部的自然曲线。如果需要，可以在膝盖下方垫一个小枕头，以减轻腰部的压力。这个姿势非常舒适，很适合身体比较疲劳或需要深度放松的人。

2. 侧躺

侧躺在床上，双腿微微弯曲。左侧躺或右侧躺都可以，根据自己的喜好来。将一侧手臂放在头部下方，另一侧手臂放在身体前方。可以用一个小枕头来支撑头部和一侧手臂，以保持舒适的姿势。侧躺的姿势可以减轻背部和腰部的压力，很适合平躺时背部和腰部有明显不适的人。

3. 坐着

坐在床上，双脚平放在地上，间距等于肩宽。双手放在大腿上，掌心向下。可以在臀部下方放一个坐垫，使脊柱保持自然曲线。坐姿适合那些不太容易入睡或正念冥想后还有其他睡前程序的人。但是，要注意避免长时间坐着导致的身体不适。可以在有睡意时由坐姿转为躺姿。

注意，在正念冥想的过程中，我们的身体是自由的。如果感到身体不适或需要调整姿势，可以轻轻地移动身体，找到适合自己的姿势。

☼ 进入"睡个好觉"的疗愈空间

接下来，我们将一起进入"睡个好觉"的疗愈空间。

在这个疗愈空间，我们将在5分钟左右的正念冥想音频的指引下，让思绪穿梭于山谷、星空、海洋、森林与岛屿之间，在景色各异的秘境中，在抚慰人声、脑波音乐与大自然白噪声的环绕中，全方位地放松身心，疗愈自我。可以将呼吸或身体感受作为"锚点"，也可以将音频中描述的自然场景或进行的心灵引导作为"锚点"，以更好地聚焦于当下，提升这段 5 分钟正念冥想的疗愈效果。不方便听音频时，也可以基于前文介绍的正念冥想方法与建议，在书中呈现的山谷、星空、海洋、森林与岛屿插画及不同主题的心灵引导小诗的辅助下，进入正念冥想。

■ 脑波音乐是一种频率与 θ 波相近，能帮助大脑放松的舒缓音乐。通常，人在清醒、警觉、思考时大脑主要产生 β 波（频率为 $14 \sim 30 Hz$）；进入放松或睡眠状态时，脑电波频率降低，从 β 波变为 α 波（频率为 $8 \sim 13 Hz$），再变为 θ 波（频率为 $4 \sim 7 Hz$）。当我们聆听脑波音乐时，大脑像接收了"该休息了"的信号，脑电波频率逐渐降低，大脑逐渐放松，更容易进入安稳的睡眠状态。

■ 白噪声是一种频率均匀、音量相对稳定的声音，能够掩盖环境中的突发声音和细微杂音，为大脑创造一个相对安静的听觉环境，以减少外界干扰，让我们更容易进入专注的正念冥想状态。例如，在嘈杂的办公室等公共空间中，白噪声可帮助我们忽略周围的谈话声、脚步声等，专注于自己的内心世界。此外，当我们听到海浪声、雨声等白噪声时，会感觉置身于大自然中，大脑逐渐放松，身体的紧张感随之减轻，感到宁静、舒适，更容易进入深度正念冥想状态，达到身心的平静和安宁。更妙的是，白噪声的规律性和重复性可以帮助我们建立稳定的睡眠节奏。大脑在听到白噪声时，会逐渐适应这种稳定的声音模式，将它视为一种睡眠的信号。

希望"睡个好觉"的疗愈空间能帮助你建立正念冥想的习惯，充分释放身心压力，收获高质量的睡眠。

祝你，今晚，睡个好觉。

在·山谷·中
与自己对话

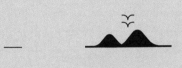

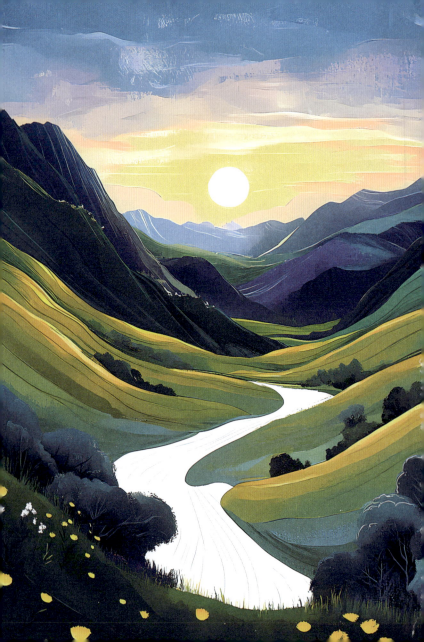

卸下 心中的重负

或许，我们都曾在岁月里积累疲惫，

但阳光终会洒落，

和煦温暖，轻抚心灵。

当冬雪融化于春阳，

身体变得柔软而自在，

在温暖中寻回最初的欢愉。

从此，眼中的世界焕发新的色彩。

在温暖的治愈里，

身体仿佛化作自由的风，

与白云共舞，

和岁月相拥，

追寻无尽的浪漫与梦。

心灵也不再被重负羁绊，

而是充满了轻松与希望。

扫码听音频

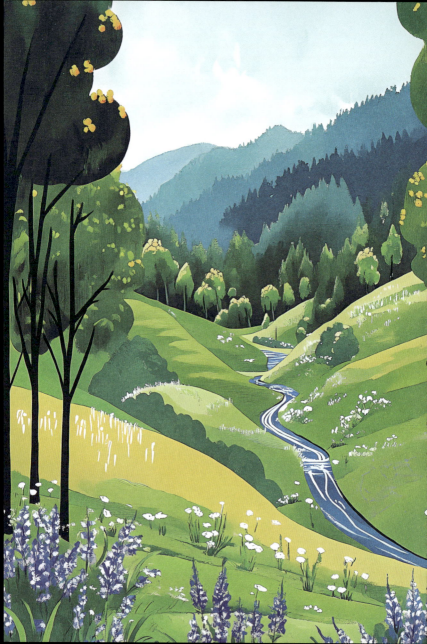

学会 放空

当你学会放空时，
身心如同一朵悠悠的云，
自在地飘荡在天空，随风起舞；
抑或一叶轻盈的小舟，
在湖面上悠然漂浮，随风摇曳。
世界变得如此澄澈，
微风轻吟着舒缓的歌，
安抚着每一丝躁动，
心底最真实的声音逐渐清晰。
就这样，微笑着，沉醉着。

扫码听音频

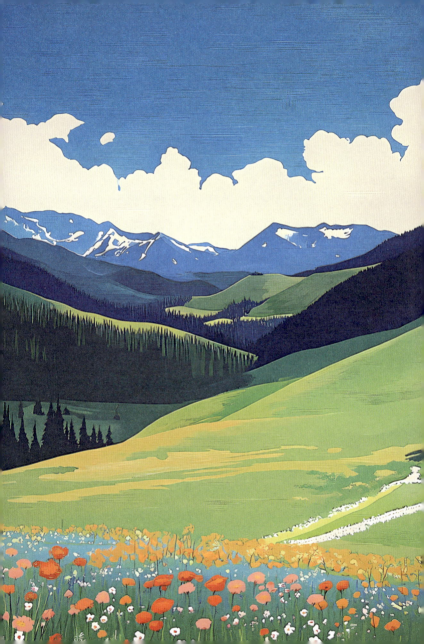

顺从本心， 活出自我

试着做一朵自由的云，
如洁白的棉絮在天空中飘游，
不受束缚，随风而变。
或者成为一条欢快的溪流，
在山林间随心所欲地流淌，
悠然自得，一路欢歌。
或者如春阳一般，
在每一个清晨和日暮，
尽情绽放自己的温柔，
肆意挥洒温暖与生机。
顺从本心，
在温煦的旅程中，
书写美好自我的篇幅。

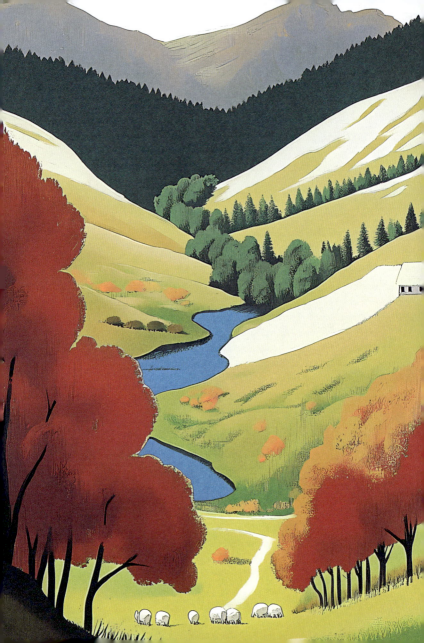

做自己的
疗愈者

在孤单的时刻，

悄然坐在角落里，

听内心轻声呢喃。

做自己的疗愈者，

和风相拥，与云共舞。

哪怕身处孤寂的深渊，

心中依旧怀揣温暖。

它或许能凝结成夜空繁星，

闪耀不息；

又或许只有微弱的光，

但足以照亮生命的旅程，

让灵魂不再徘徊流浪。

扫码听音频

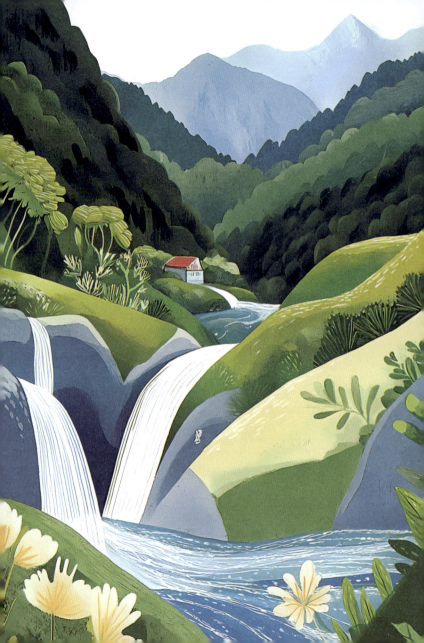

找回 生命的初心

初心，如同一朵娇嫩的花，

绽放在心灵的原乡。

它如同清晨草叶上的露珠，

折射出纯净的希望之光；

它指引我们穿越迷雾的屏障，

像飞鸟寻找温暖的巢房，

重回心中宁静的港湾。

让风吹散心头的尘埃，

让光照亮沉睡的情怀。

在岁月的花园里，

重新种下生命的初心苗栽，

让它生根发芽，

绽放如彩虹般绚丽的色彩。

扫码听音频

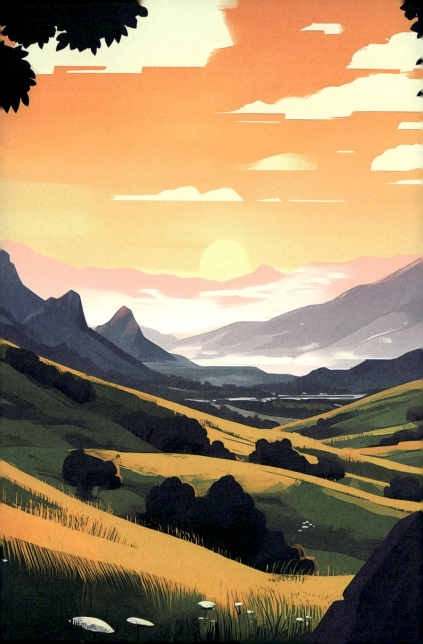

坦然面对
自己的脆弱

脆弱，

就像轻盈的雪花，悠悠飘落，

在心灵的山谷间缓缓游移；

又似那梦幻的薄纱，

轻掩着内心的秘密。

然而，无须躲闪，

试着含笑与脆弱相依，

如同轻捧柔嫩的花瓣，

用心感受其细腻与绮丽。

让不安化为夜空中的流萤，

闪烁着温柔的光晕。

用诗意装点情绪，

在浪漫的旅程里，

感受生命的起承转合。

扫码听音频

31

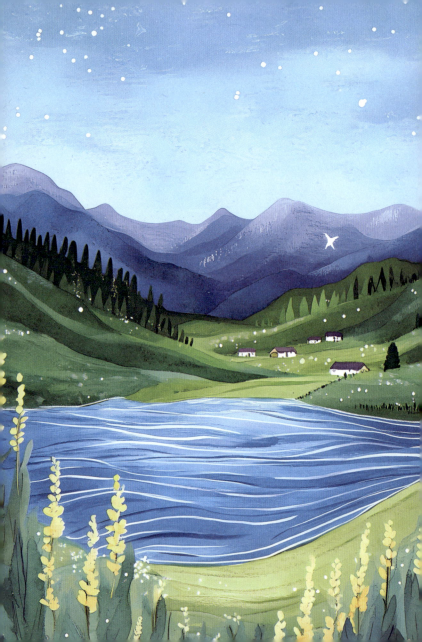

感受 平凡瞬间带来的幸福

幸福，不是拥有更多，

而是珍惜眼前的一切。

它无须在华丽的场景或盛大的仪式中出场，

而是一直藏在生活的角落里。

它或是清晨的第一缕阳光穿透窗户，

洒在脸上的温暖；

或是微风拂过窗前风铃，

带来的悦耳声音。

在生活的喧嚣中，

保持敏感而细腻的心，

让平凡而珍贵的瞬间成为心灵的慰藉。

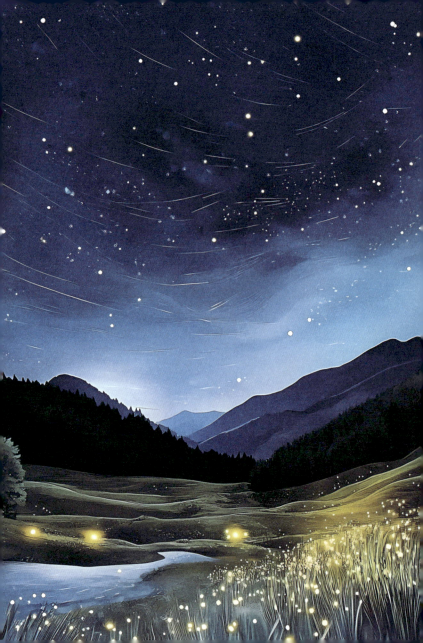

留一点温柔 给自己

留一点温柔给自己，
像和煦的春风吹过大地，
像璀璨的星光洒落凡间。
或许我们都是柔弱的小草，
在微风中轻轻地摇曳。
内心的温柔是温暖的阳光，
将我们小心地照耀，
抚慰着疲惫的灵魂。
这份温柔是母亲的手，
是朋友的笑，
也是恋人的眸。
留一点温柔给自己，
让灵魂在温暖中栖息，
去迎接每一个晨曦。

扫码听音频

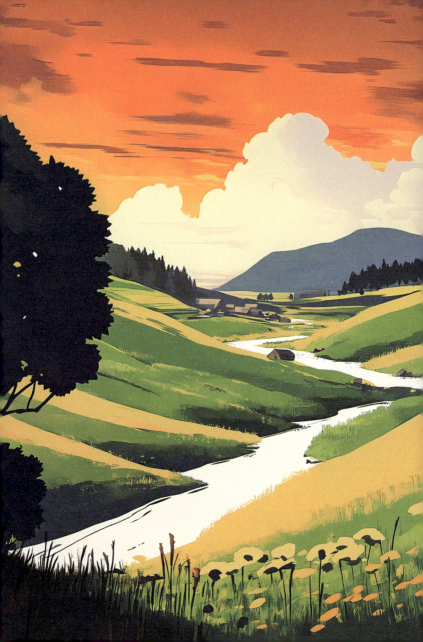

在一段关系里感受 "自我"

我是一朵自在的云，

在广阔的天空中，

以千变万化的姿态，

诠释着自我的丰富；

我是一颗启明星，

于浩瀚夜空寻找自己的领地，

闪耀着独有的光芒；

我还是一阵轻柔的风，

悄然拂过彼此的世界，

留下独特的气息。

在一段关系里，

我享受着生命的每一个瞬间，

如同沐浴在阳光下，

温暖了自己，

也温柔了对方。

扫码听音频

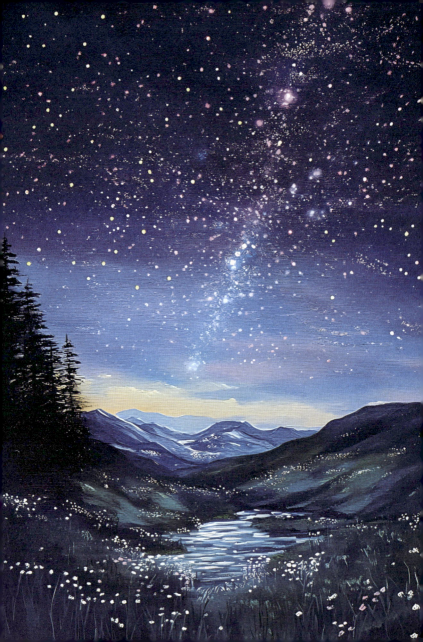

爱自己
是终身浪漫的开始

我是那朵轻柔的云，
自由自在，
在辽阔的天际中悠然飘荡；
我是那弯皎洁的明月，
遣散了路上的迷雾，
在岁月里欢快畅游。
爱自己是终身浪漫的开始，
是给自己的珍贵礼物，
是疗愈一切的光芒。
让我们在这浪漫的旅程里，
用坚定的爱，绽放出最美丽的模样。

扫码听音频

在・星空・下
接纳未知

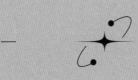

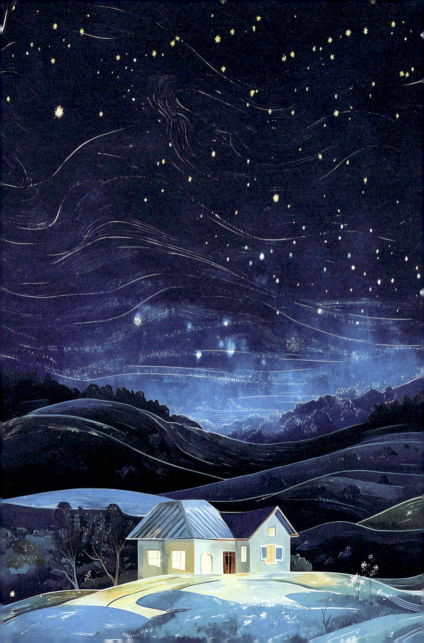

接纳即为
疗愈

人生的每一段经历，
都是命运的馈赠。
接纳生活的无常，
接纳生命中的一切，
无论是风雨还是彩虹，
无论是欢笑还是泪水。
接纳即为疗愈，
当你接纳了过去的伤痛，
便会发现疗愈的曙光。
过往不再是束得你的枷锁，
而是幻化成了翅膀，
带你飞向无垠星空，
走向内心的安宁。

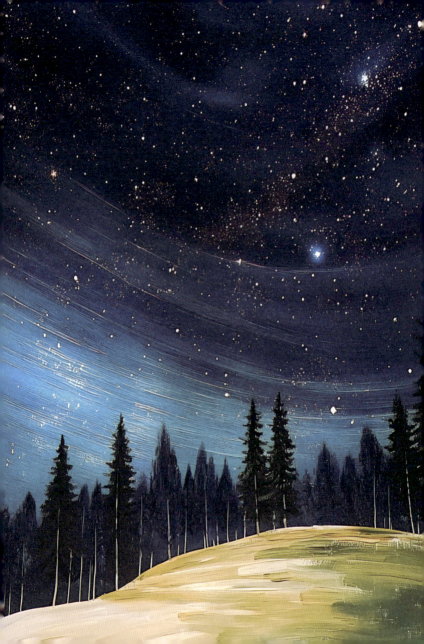

给未来
充分的信任

未来就像一颗等待发芽的种子，

只要给予它信任的土壤和希望的雨露，

它必将长成参天大树。

无论过去有多少风雨，

都要给未来充分的信任。

因为在那未知的旅途中，

藏着我们渴望的幸福与美好。

在信任的怀抱中，

生命会孕育出无数可能，

成就更好的自己和绚烂的人生。

扫码听音频

45

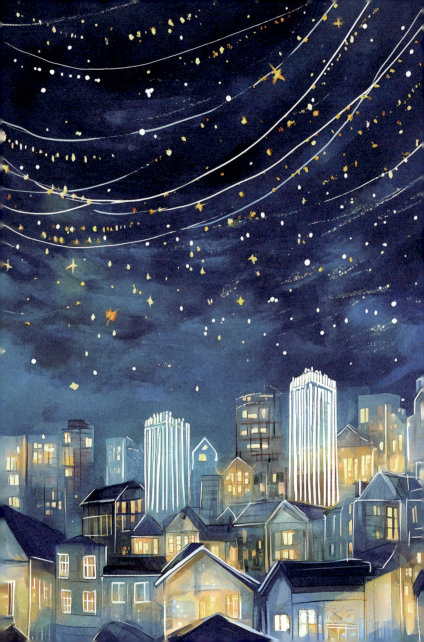

不必为
没有发生的事感到焦虑

别为尚未发生的事紧锁眉头，

愁绪如云，

别让未知遮住心中的星空。

生活如同一次说走就走的旅行，

充满了无数可能。

也许那些令你担忧不已的事情并不会发生，

又或许当它们来临时，

你已有足够的勇气和智慧去应对。

享受此刻的宁静与美好，

未来自会带着温暖与希望，

轻轻地叩响心门。

扫码听音频

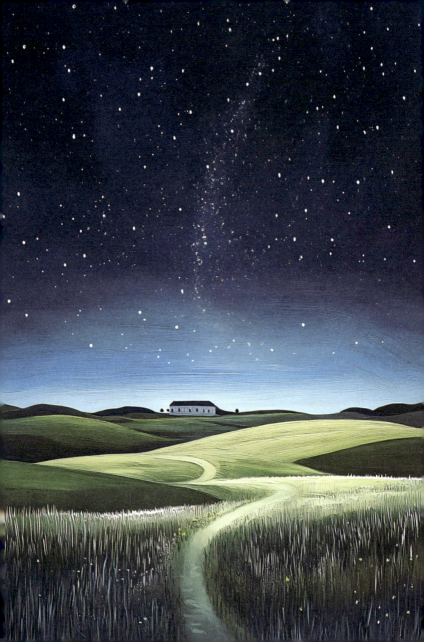

真诚面对自己
是内在成长的起点

内在的成长，

是一段漫长而美丽的旅程，

真诚面对自己是这段旅程的起点。

生命的每一个念头，

每一种情绪，

都是内心世界的信使。

真诚面对自己，

在心灵的田野上播下希望的种子。

即使土壤贫瘠，

只要用心养育，

这颗种子终能破土而出，

成为坚韧的芽苗。

未来哪怕风雨来袭，

它依旧屹立不倒，茁壮成长。

扫码听音频

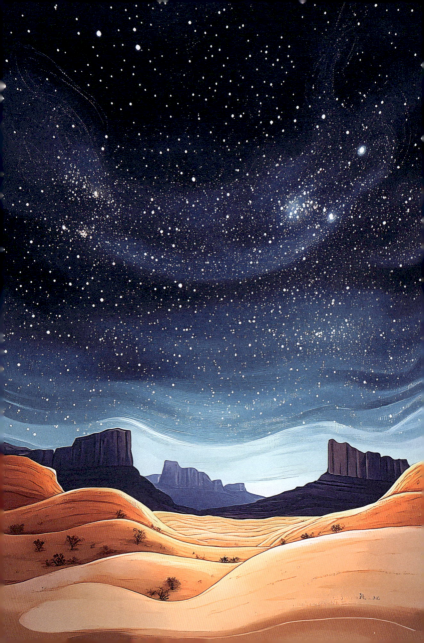

怀疑的存在
是自我相信的开始

怀疑是自我相信的前奏,

它如夜空中的点点繁星,

虽微弱,

却指引着希望的方向。

怀疑的存在并非充满黑暗的结局,

而是内心在呼唤自我相信的觉醒。

当怀疑悄然降临,

不要恐惧,不要逃避。

阳光终会穿透云层,

怀疑将化作成长的养分,

自我相信之花将灿烂盛开。

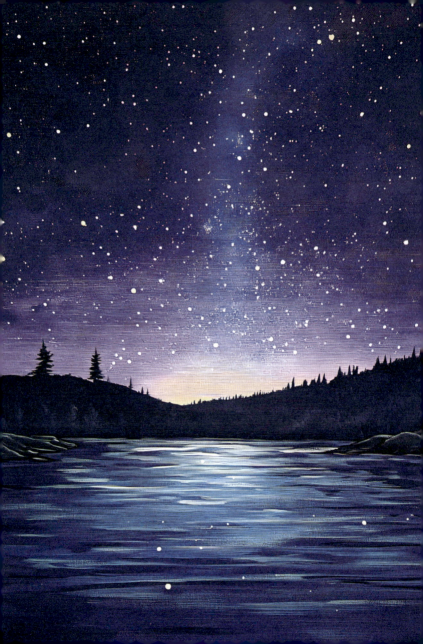

顺着生命的走势去经历

在时光的长河中，

顺着生命的走势去经历。

见风来，

看雨至。

让心像轻盈的舟，

跟随水流的指引。

相信生命的起起落落，

皆是自然的韵律。

不执拗于得失，

不纠结于悲喜。

在生命的走势里，

化作温柔的风，

轻盈地穿越四季。

不惊扰岁月的安宁，

只留下温暖的痕迹。

53

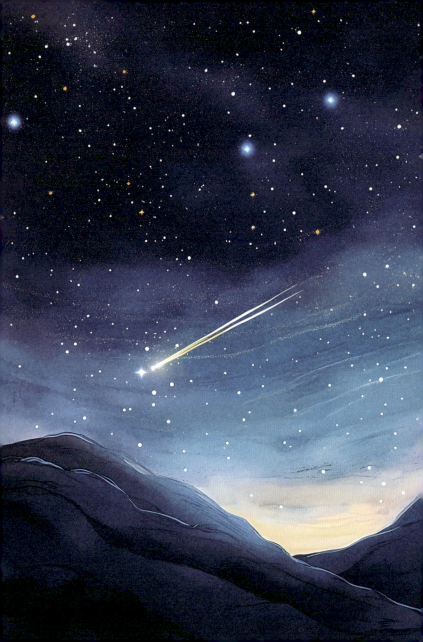

对生活 ——— 表达感激

春赏繁花，秋观明月。

晨迎曙光，暮送晚霞。

对生活，我们心怀感激。

感激繁星在夜空闪亮，

宛如希望，

抚平心灵的不安。

感激微风的温柔轻抚，

撩动发丝，

送来花的芬芳。

感激雨滴的轻声吟唱，

润泽大地，

孕育生命的成长。

所有遇见，皆是美好。

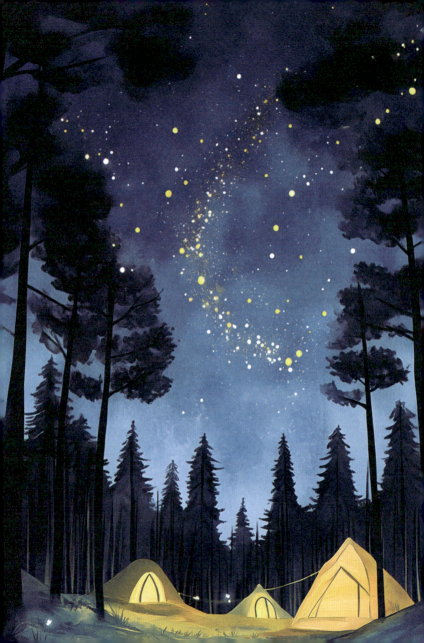

与其等待，不如努力争取

与其在黑暗中默默等待，

不如勇敢地迈出脚步，

努力去争取自己的光。

等待，只能深陷黑暗，

让心灵被困牢笼；

争取，宛如破晓曙光，

让心灵冲破枷锁。

直面生活中的一切，

不要迷茫，不要踌躇，

主动迎去每一次挑战。

让争取唤醒沉睡的梦想花园，

为我们坚定地指引方向。

去努力追逐那属于我们的美好，

拥抱生活中的每一缕芬芳吧！

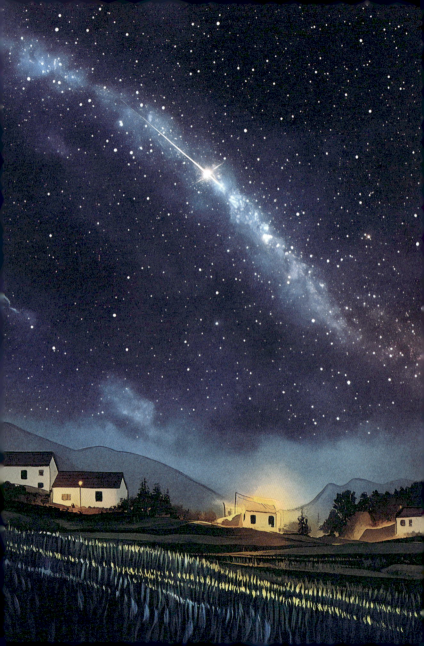

突如其来的悲伤
也有意义

突如其来的悲伤，

一如暗云，

遮住了心中的月光。

但这并非绝望的深渊。

你看，那星空浩渺，

每一颗星星都历经了黑暗的旅程。

悲伤，是灵魂的暗夜航行，

让我们在痛苦中，触摸真实。

突如其来的悲伤也有意义，

它让我们懂得幸福并非永恒的晴朗。

就像星星，

唯有在黑暗中才更能闪烁光明。

扫码听音频

59

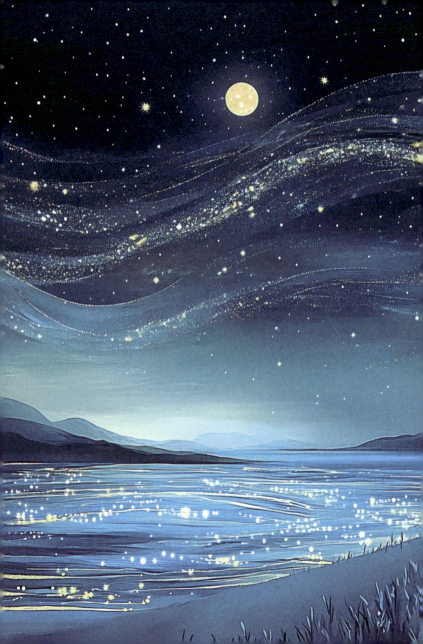

拾起那些 温柔的坚持

夜空中的每一颗星都是一分温柔的坚持，

它们闪烁着微弱而坚定的光芒，

成为无尽宇宙中的守望者。

拾起那些温柔的坚持，

如同捧起心底的星光，

它们或许很微弱，

却足以照亮前行的路。

每一分坚持，

都是对梦想的承诺，

是渴望与信念交织的音符。

拾起那些温柔的坚持，

让它们为内心注入养分，孕育硕果。

扫码听音频

在 · 海洋 · 中

扬帆起航

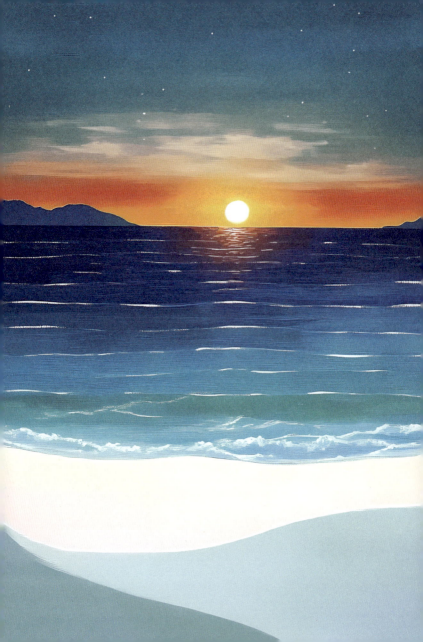

找到重新站起来的勇气

在绚烂耀眼的朝阳下，

找到重新站起来的勇气，

把回忆里的甜，

梦想中的笑，

化作内心深处的力量。

在山川湖泊的怀抱中，

觅得重新站起来的勇气，

解开束得心灵的枷锁，

让灵魂自由飞翔。

世界如此辽阔，

路途满是光芒。

无论风雨还是晴空，

都要向着期许的未来，

勇敢前行。

扫码听音频

65

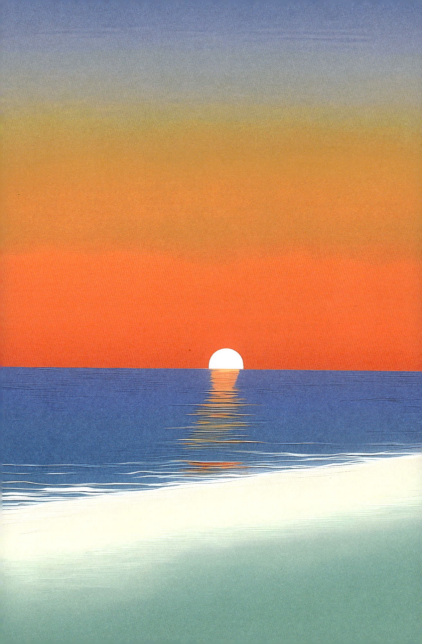

感到失望时，希望就在前方

当你对世界失望时，
不要哀叹，不要悲伤。
看，前方若隐若现的，
正是希望的光。
那是穿透黑夜的璀璨晨光，
充满春芽破土而出的力量。
这道光微弱却坚定，
带着无声的温暖，
指引方向。
不要让失望封锁心房，
因为希望已在路上。
带着笑，迎着光，
未来定是绚丽的篇章。

扫码听音频

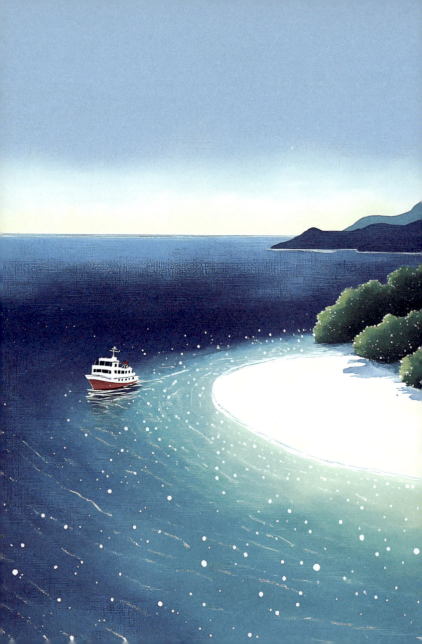

每一次破碎，都是重生的机会

生活的每一次破碎，

都是重生的机会。

在分崩离析的世界中，

依然保持初心，

寻找闪耀的星星。

它可能被尘埃掩盖，

但光芒从未熄灭。

给自己一个温暖的拥抱，

学会在孤独中找到慰藉，

在困境中保持坚定，

在动荡中寻得平衡。

在蛰伏之中，

积蓄力量，

迎接全新的自我。

扫码听音频

69

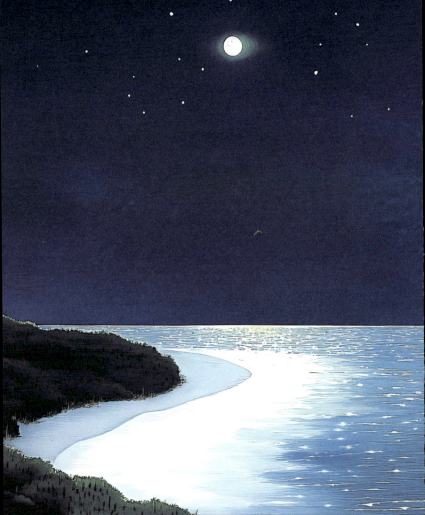

锚定方向，勇气自然来

在生活的漫长旅途中，
我们有时会迷失，
有时会踌躇。
然而，一旦锚定了方向，
勇气自然来。
它或许源自梦想的召唤，
或许源自责任的呼喊。
它像星辰照亮前路，
像灯塔指引彼岸。
坚定的方向给予我们力量与信念，
让我们无惧未知旅程，
勇敢奔向未来。

扫码听音频

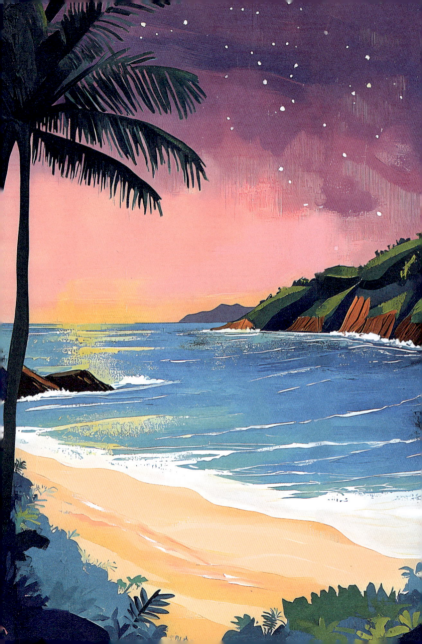

骤然的悲伤也有意义

在生命的旅途中，
骤然的悲伤常会不期而至，
这是一次对心灵的磨砺，
是一个在黑暗中寻找光明的契机。

经过泪水的洗礼，
心灵会更加纯净、明晰。

那曾经的伤痛，
终会化作成长的羽翼。

不要惧怕骤然的悲伤，
让它引领你走向内心深处。

在那里，我们会发现，
每一份痛苦都有独特的意义。

扫码听音频

73

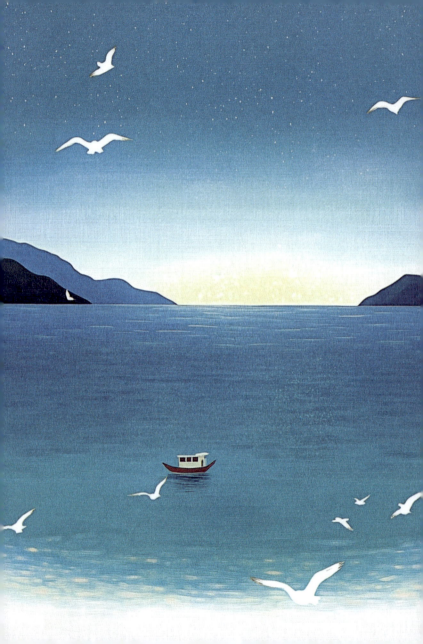

让过去的过去

过去如同一本老相册，

无论记录了什么，均已定格。

轻轻翻过旧篇，

向着新篇探索。

让过去的过去吧！

如同纵情盘旋的海鸥，

不再留恋已逝的浪花，

每一次振翅都满载对未来的期许；

如同扬帆远航的船，

不再被曾经的遗憾羁绊，

勇敢追寻未曾触及的梦想之地。

去吧，让心灵自由翱翔，

在广阔的天地间勇敢寻梦。

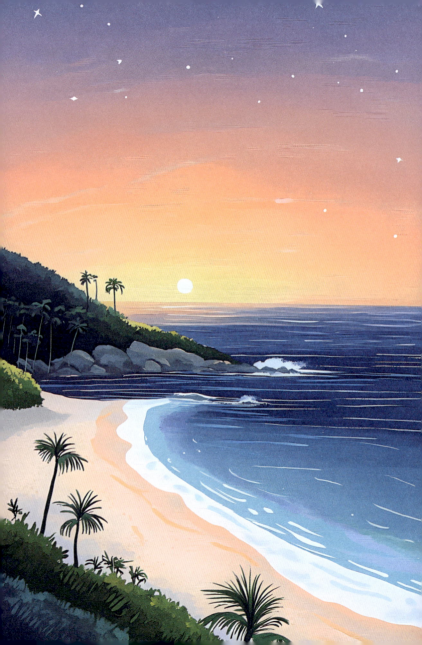

放松心神，找回松弛感

放松心神，解开紧绷的绳，
让思绪如云，自在飘行。
不再被忧虑的枷锁囚禁，
感受心灵的微风，
轻拂周身，带来安宁。
找回松弛感，
是拥抱内心平静的海，
发现真实的自我；
是在喧嚣中沉下心来，
听见心底悠扬的歌；
这是放下执念的洒脱，
是接纳不完美后的平和。
此后，不盲从他人的节奏，
只跟随内心深处的声音。

扫码听音频

77

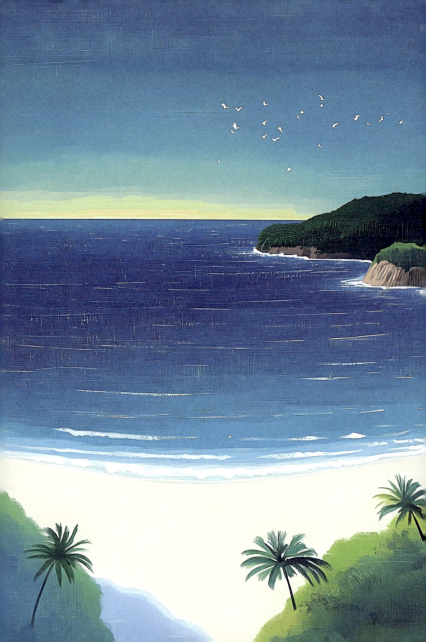

感受生活里的 微光

在岁月的旅程中漫步，
心偶尔会被阴霾困住。
但不要害怕，
总有微光慢慢将黑暗驱除，
坚定地提供守护。
它可能是黄昏天边的一抹浪漫晚霞，
又或是夜晚抬头望见的一颗明亮的星，
抑或是生活中任何一个让人想起来
就不禁莞尔的瞬间。
生活里的微光，
如点点萤火，
引领我们穿越迷茫。
在微光映照下，
我们怀揣着爱与善良，
在美好人间不负韶华。

扫码听音频

79

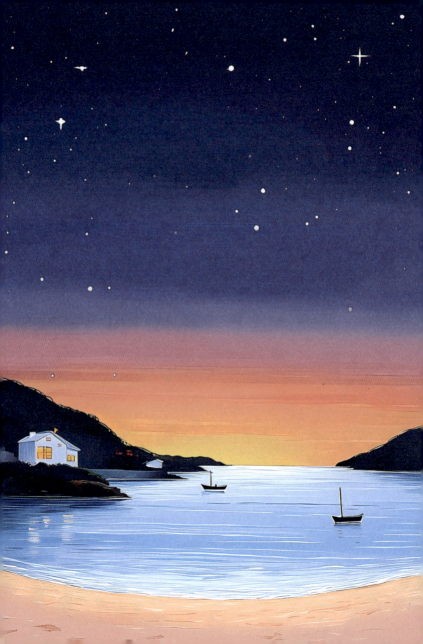

内心的美好，可以治愈一切

内心的美好，

如起伏的海浪，

轻抚心灵的沙滩，

驱散不安的情绪；

如轻柔的海风，

驱散心中的阴霾，

抚平生活的褶皱；

如海上的灯塔，

散发穿透黑暗的光芒，

指引前进的方向。

内心的美好能融化冰冷的霜，

驱散痛苦的浪。

它就像和煦的微风轻拂面庞，

用爱与温柔的力量，

治愈生活的起伏跌宕。

扫码听音频

81

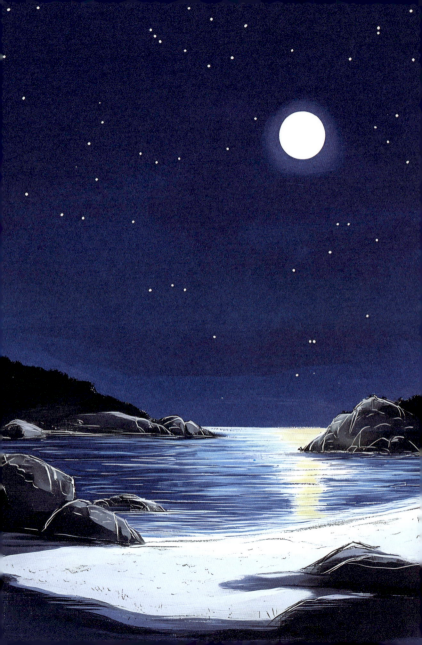

尽心尽力，
就是最好的人生

在人生的舞台上，

不必在意掌声的多寡，

只需尽心演绎自己的角色。

在生活的画布上，

不必在意最终的画面是否令人惊叹，

只需尽力涂抹每一笔色彩。

那专注与投入的过程，

已然铸就了独一无二的命运。

不要被结果束缚了脚步，

只需在过程中尽心竭力。

无论风雨还是晴空，

都是人生最美的风景，

而这尽心尽力的当下，

就是最好的人生。

扫码听音频

83

在 · 森林 · 里
汲取能量

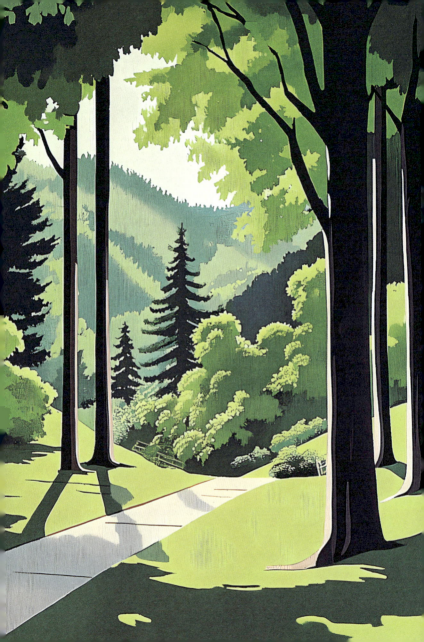

心有所愈
光华自生

当心灵开启自愈的旅程，
光芒便在深处悄然绽放。
痛楚成为前进的动力，
伤痕化作成长的印记。

从今天开始，
微笑面对生活的波澜，
感恩每一个崭新的清晨。

让善良在心中扎根，
用宽容拥抱世界的纷扰。
当心的花园满园芬芳，
生命之歌悠扬、欢畅。

无论风雨，无论坎坷，
心中有光，前路皆明。

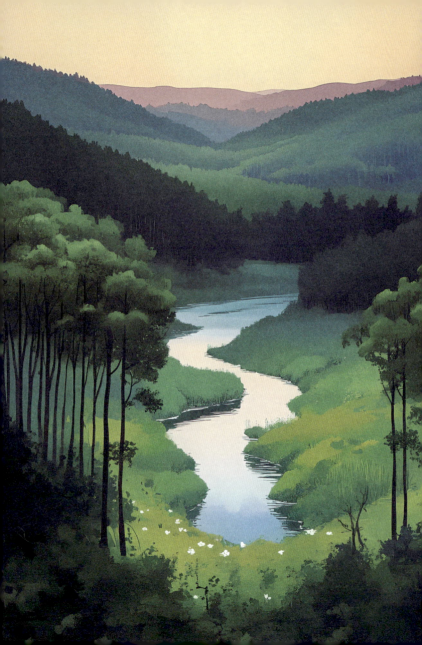

发现生活里的
诗意

发现生活里的诗意，

就是在日常中寻觅琐碎的浪漫。

它或是一朵在微风中摇曳的小花，

或是一杯热气腾腾的咖啡，

又或是陌生人善意的微笑。

这是微小但确定的幸福，

在平凡点滴中发出温暖微光。

要相信，

生活的诗意从未缺席，

只待我们用心去聆听与发现。

扫码听音频

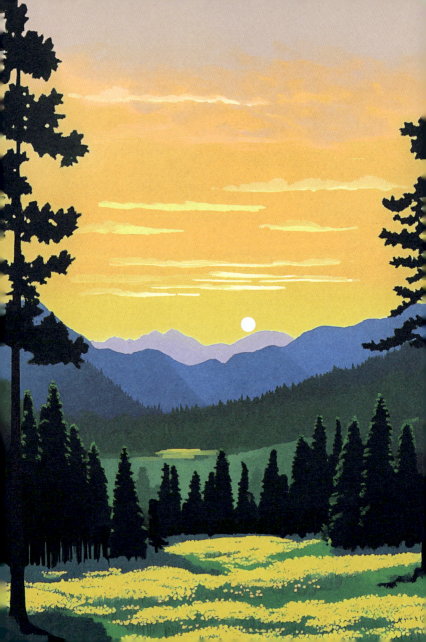

每一次，
都是第一次

生命中的每一次，

都是第一次。

每一次日出，

都带来崭新的光彩，

晨曦温柔地洒在心海。

每一次微笑，

都传递独有的情感，

温暖之花在彼此眼中盛开。

每一次风雨，

都提供全新的契机，

让我们成长为更好的自己。

真心感受每一个此刻，

让生命绽放绚烂的烟火。

91

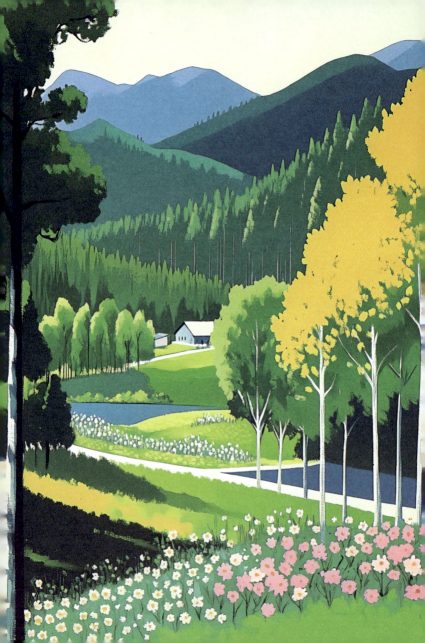

不因内向
而自卑

森林里的每一棵树，
都在悄然生长。
它们向大地扎根，
默默汲取养分；
向天空伸展，
无声靠近太阳。

每一片落叶，每一圈年轮，
都是它们成长的印记。
它们按照自己的节奏，
于沉默中生长为自己的模样，
为森林带来独特风光。

不要因内向而自卑，
沉默自有深意，
独处孕育奇思。

只需找到自己的方向，
向内积蓄，向上生长。

93

扫码听音频

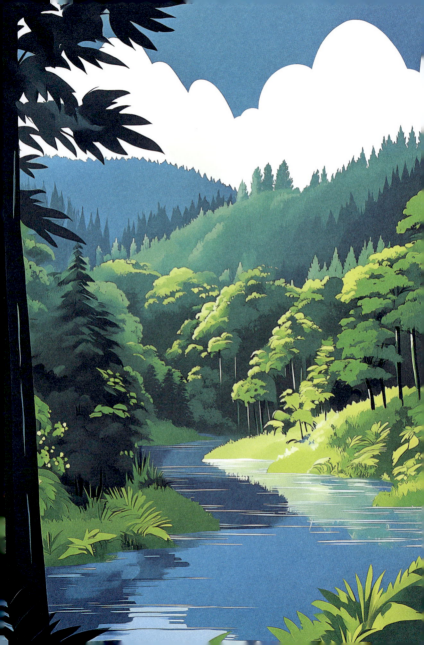

感受宁静的 治愈

在喧嚣世间的边缘，
感受宁静的治愈。
如同走进森林的深处，
寻觅心灵的栖息之地。

穿林而过的风，
在耳边轻语；
透过枝叶缝隙的光，
洒在草地上；
绕过磐石的水，
奏响悠扬的旋律。

沉醉在森林的怀抱里，
呼吸着清新，
感受着静谧。
心灵与世界相融，
在宁静之中，
寻觅平和的真谛，
慢慢被治愈。

扫码听音频

95

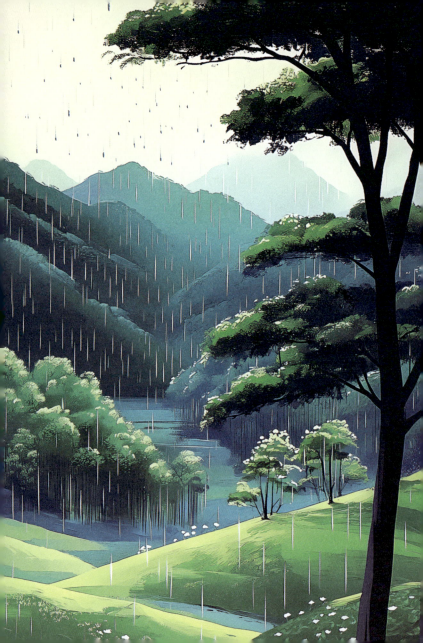

和春雨来一场
温柔的约会

在森林的怀抱中，

和春雨来一场温柔的约会。

春雨悄然洒落，

轻吻枝叶与大地。

林间的一切生命，

都在春雨的滋润下，

静静生长。

种子无声萌芽，

树木默默抽枝，

花儿悄悄绽放。

漫步在这林间幽径，

感受着春雨的温润和生命的活力。

让心灵与春雨相拥，

忘却世间的纷扰与烦闷。

扫码听音频

97

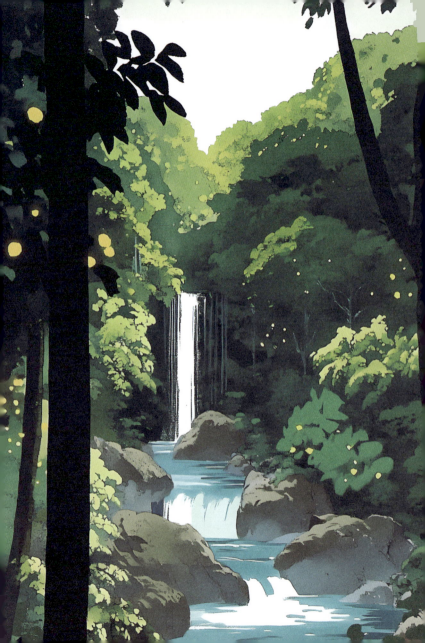

不要害怕缝隙，
那是光照进来的地方

不要害怕缝隙，

那是光照进来的地方。

枝叶间的缝隙，

能让阳光透过，滋养大地。

树木上的缝隙，

能让阳光和空气进入，带来生机。

地面上的缝隙，

能让雨水渗透，滋养根系。

看似破损的缝隙，

苔藓悄悄生长，

藤蔓攀爬而上，

反而成为生命的起点。

面对缝隙，不要惧怕，

在其中寻找生命的力量。

扫码听音频

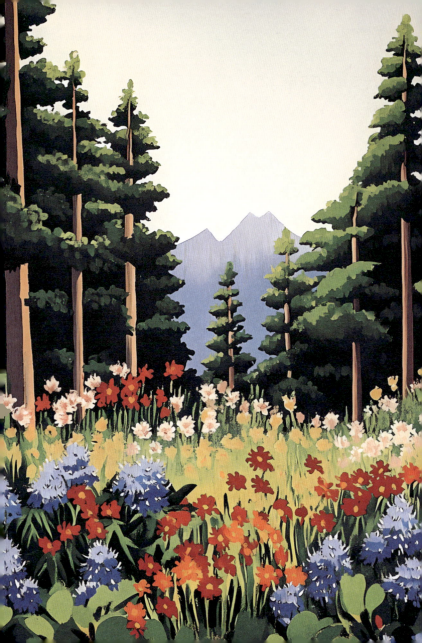

回到自然，
回归自己

在青山绿水间漫步，
听风诉说古老的篇章。
白云悠悠，蓝天清朗，
在一片辽阔中，
心灵不再被琐事烦扰，
宁静而安详。
远离尘嚣，
在自然的怀抱中，
所有的浮躁与纷乱逐渐消散。
回到自然，回归自己，
找回真实的力量。
与自然共舞，和心灵对唱，
让生命之花尽情绽放。

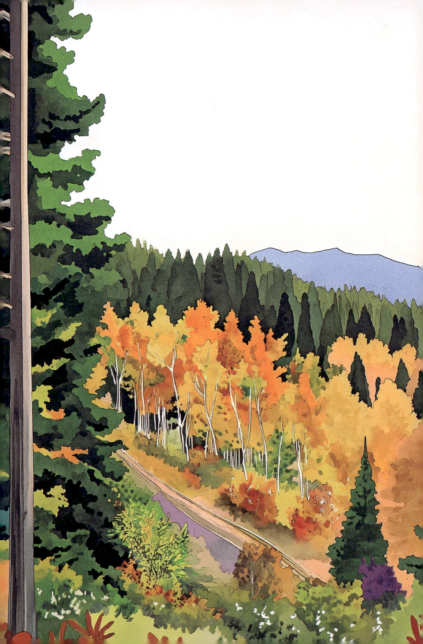

心向暖阳，
生活皆是美好

心向暖阳，

温暖的光线会如绚烂的烟火，

点亮心里的每一个角落。

在暖阳之下，

花儿含笑绽放，

枝叶随风而舞，

万物带着生机勃勃的力量。

在暖阳之下，

街头巷尾，熙熙攘攘，

喧嚣嬉闹，四处回荡，

交织成一幅鲜活的市井图像。

心向暖阳，

生活皆是美好。

即便前路未知，

我们也能坦然前行。

扫码听音频

103

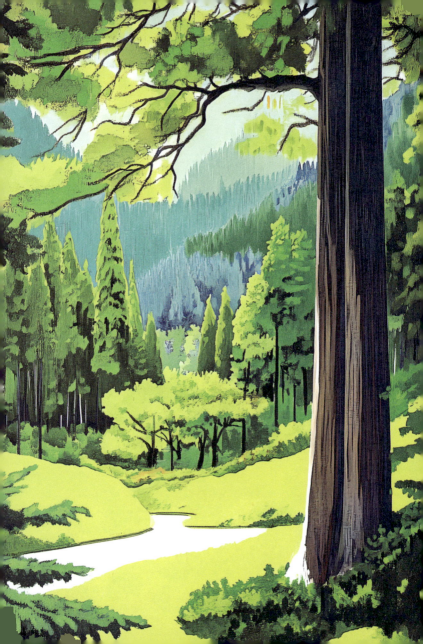

成为一棵树吧

成为一棵树吧，

德德站立于苍穹之下，

迎着晨曦，伴着晚霞，

默默接受自然的洗礼，

悄然铸就从容与坚毅。

成为一棵树吧，

深深扎根于大地之中，

不求赞美，不问回报，

在烈日与暴雨中撑起"守护伞"，

于四季轮回中滋养生命。

成为一棵树吧，

与清风低语，和明月相依，

在时光的长河中，

绽放独有的美丽。

在・岛屿・上
感知世界

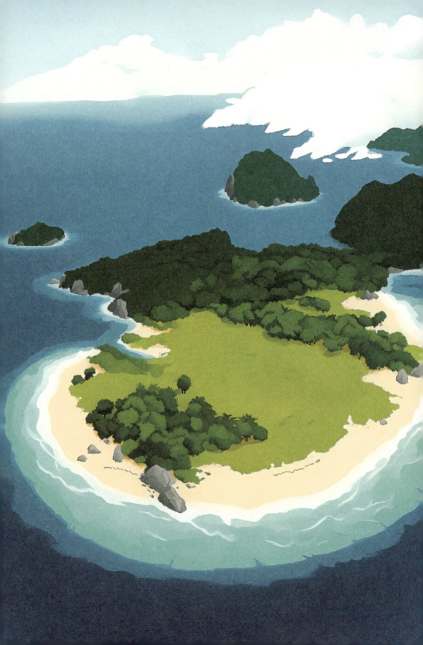

享受生活的 不同面

生活带给我们不同情绪，

有欢笑，有悲伤，

一切都是珍贵的诗篇。

一如岛屿接纳大海的万变，

我们拥抱生活的不同面，

在风雨中肆意舞蹈，

在晴空下尽展欢颜。

不管是阳光灿烂的日子，

还是阴霾密布的时刻，

都要微笑着与命运相拥。

生活的故事有悲有欢，

但每一篇，

都值得我们喜欢。

扫码听音频

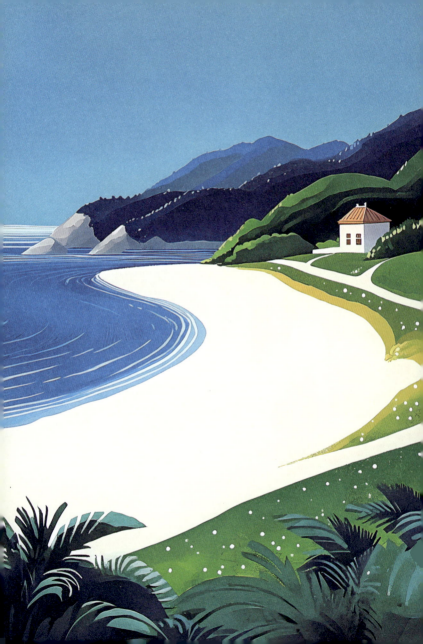

当你明白 "我不要了"

当你终于说出"我不要了"，
如释重负的灵魂开始飞翔。
如同孤独的岛屿，
在浩渺中寻得一方安宁。
告别了纷繁的奢求，
心海便不再掀起波涛，
迷雾退散，
迎来曙光。
学会了与自己和解，
便能纵情享受生活的全部，
在心海中幸福徜徉。

111

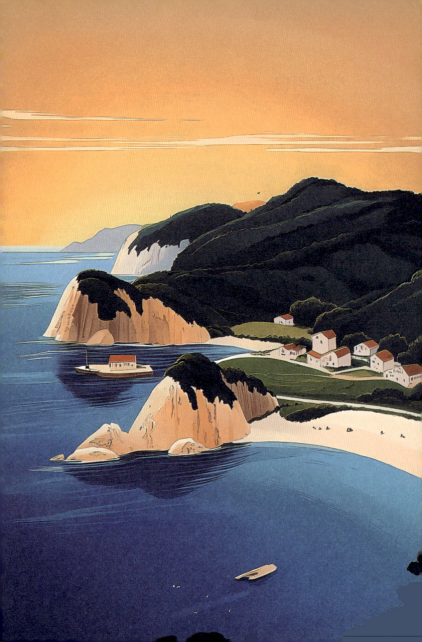

让孤独成为 自我成长的土壤

在无声的时刻，

与自己对话，

感受生命的呼吸，

倾听内心的律动；

脱下伪装的外衣，

审视被忽略的缺口与棱角，

一点点地修补、打磨。

在一片沉寂中，

让内心的种子，悄然发芽，

根须向下延展，

吸收未曾发觉的力量；

枝叶向上攀升，

触碰未知的希望。

让孤独成为自我成长的土壤，

探索内心，积蓄力量，静待绽放。

扫码听音频

113

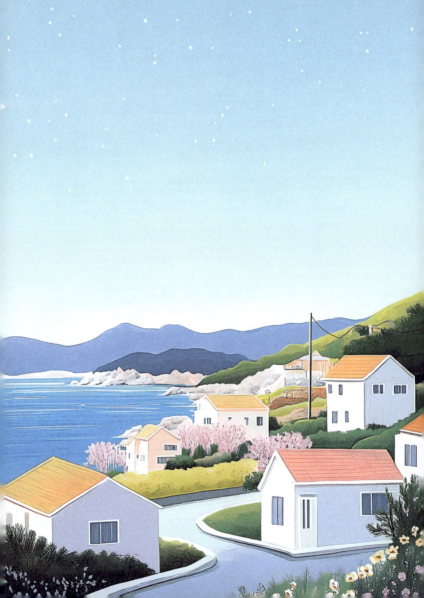

信任生活里的 未知

生活像一场海上航行，

不必恐惧未知的航线，

心怀信任，就不会迷途，

终会抵达心中的岛屿。

每一个转角或许藏着惊喜，

每一次风雨后会有虹霓。

如同春天信任大地，

于是绽放出繁花似锦的生机，

我们也要信任生活的安排，

信任那些未知的可能。

它们是希望的源泉，

是未开封的礼物，

等待我们慢慢发现。

扫码听音频

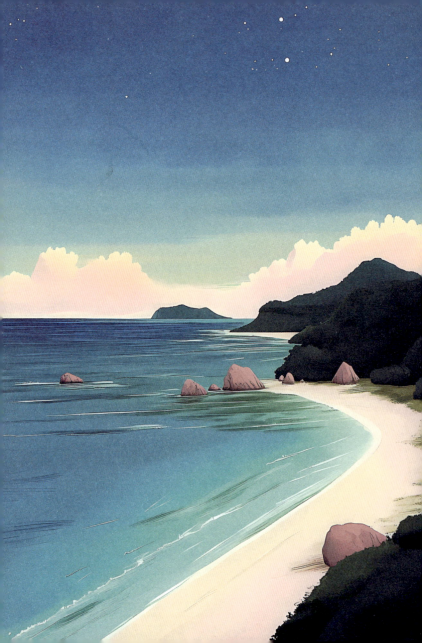

珍视生命里的 每个瞬间

生命的足迹如同沙滩上的脚印，

每一步虽轻浅，

却有独特的意义。

日出日落，月圆月缺，

时光的车轮从不停歇。

珍视每一个微小的时刻，

生命之花便永远不会凋谢。

珍视生命的每个瞬间，

在喧嚣中聆听内心的声音，

在寂静中感受命运的脉动。

用微笑迎接未知的明天，

把珍贵的记忆铭记在心中。

117

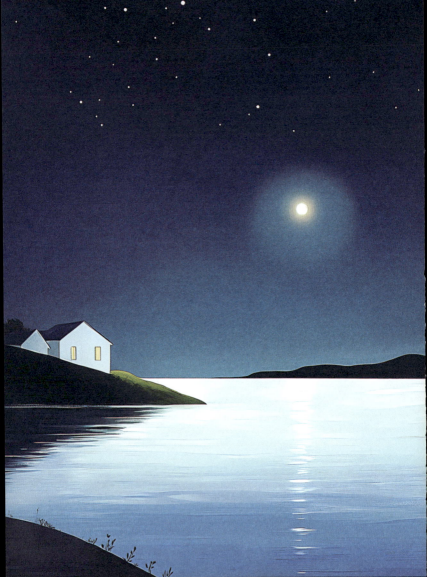

与他人建立 连接

我们在生活的广袤海洋里航行，

寻觅着温暖的港湾。

而人与人之间的连接，

如引路灯塔，

如璀璨星辰，

让我们身处黑暗，

也不会迷失航向。

一个眼神，饱含无尽的关怀，

一句问候，驱散心中的阴霾。

这种美好的连接，

让我们彼此陪伴，

不再畏惧黑暗。

与他人建立连接，

照亮彼此的航程，

传递并收获爱与支持。

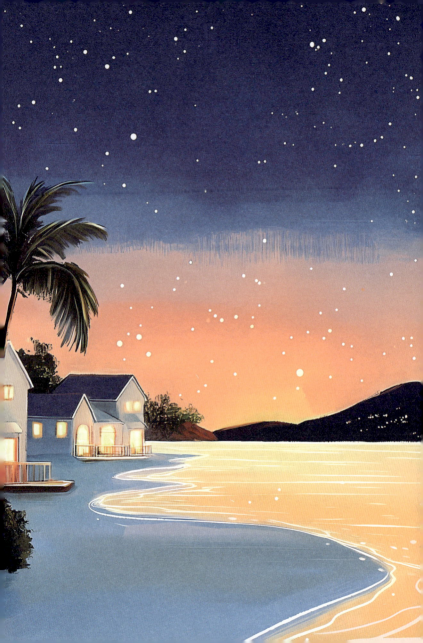

坦然接受 任何经历

经历，是岁月的笔触，

在灵魂深处写下深刻的诗行。

任何经历，

无论甜蜜或苦涩，

都是成长的必经之路。

每一段故事，

每一次跌宕，

都是生活的珍贵宝藏。

心在一次次经历中变得如岛屿般坚韧，

历经无数次潮汐与风浪，

依然坚守自我。

坦然接受任何经历，

正是它们铸就了我们如今的模样。

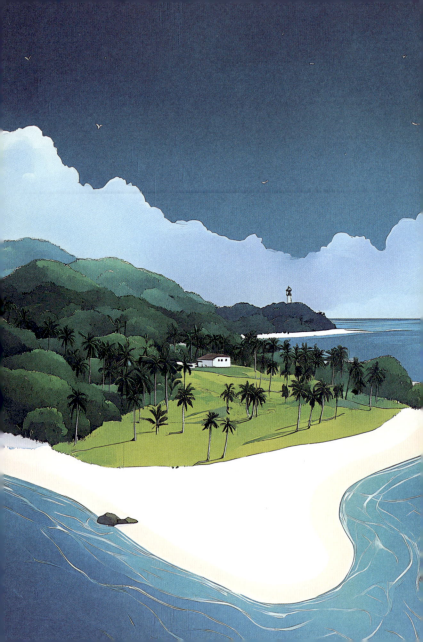

于平凡中 发现非凡

平凡的世界里，

蕴藏着无尽的非凡。

一粒平凡的沙子，

承载着岁月的信息。

一片平凡的树叶，

创造着生命的奇迹。

一缕平凡的阳光，

带来无尽的生机。

平凡之物，构成多彩世界；

平凡瞬间，组成美妙生活。

于平凡中发现非凡，

领悟生活的美好与真谛。

扫码听音频

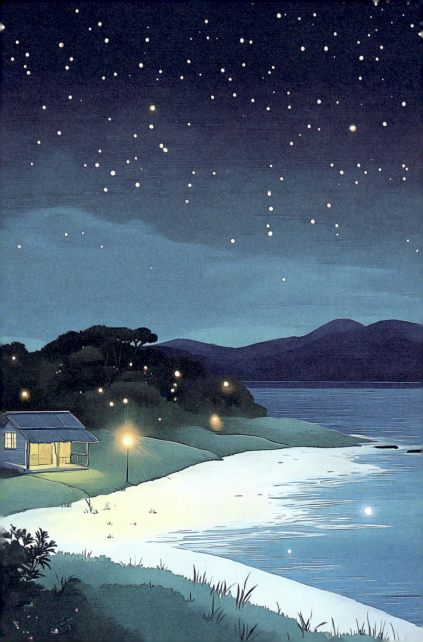

不同阶段，看不同的风景

人生如旅，步步不同。
每一站，
都有独特的风景，
从郁郁丛林，到芬芳花海，
从潺潺溪流，到汹涌江河，
皆是命运的馈赠。
不同阶段，看不同风景，
心境亦如四季，变幻不停。
看繁华与沧桑，
悟无常与有常，
感恩人生一切悲喜阴晴。
笑看过往，珍惜当下，
在不同的风景中，
沉淀自我，丰盈人生。

扫码听音频

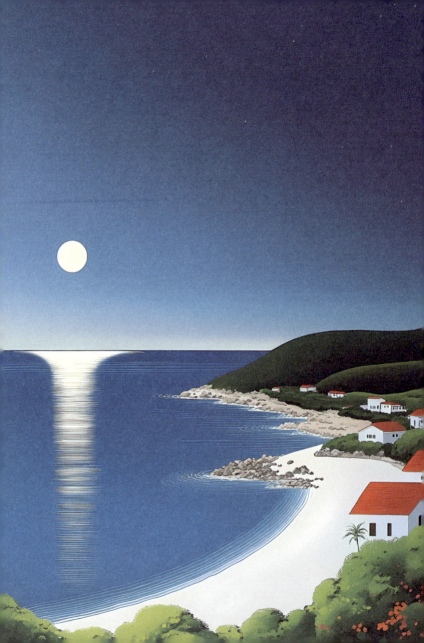